Natürliche Mittel gegen Rückenschmerzen

Entdecken Sie die Top 10 natürlichen und 100% sicheren Heilmittel zur sofortigen Linderung von Rückenschmerzen

Ein Leitfaden zum Verständnis von Rückenschmerzen und wie man Linderung erlangt

Pauline PATRY

Inhaltsverzeichnis

Einführung 4

Was sind Rückenschmerzen und wie verbreitet sind sie? 7

Was sind die Hauptursachen für Rückenschmerzen?.................9

Wie man schwere Gegenstände richtig hebt........................13

Natürliche Behandlungen zur Linderung von Rückenschmerzen 17

Tipp Nr. 1: Entzündungshemmende Getränke 22

Tipp Nr. 2: Der Schlaf, und wie man ihn bekommt 26

Tipp Nr. 3: Statische Körperhaltung................................30

Tipp Nr. 4: Yoga..33

Tipp Nr. 5: Meditation..35

Tipp Nr. 6: Unterstützung durch Wasser 38

Tipp Nr. 7: Wärme..40

Tipp Nr. 8: Vitamin D3...43

Tipp Nr. 9: Entzündungshemmende Diäten.........................46

Tipp Nr. 10: Kalzium 49

Schlussfolgerung 51

Bonuskapitel Grundsätze der Hygiene..............................52

Das Schlusswort Danke !..63

Ihr Geschenk Kostenloses eBook über alkalische Lebensmittel.. 64

Ihre Meinung !..67

Einführung

Rückenschmerzen können sowohl geistig, als auch körperlich lähmend sein. Sie können sich auf alles auswirken, was Sie tun, von der Arbeit und dem Freizeitsport bis hin zu einfachsten alltäglichen Tätigkeiten. Rückenschmerzen können von kurzer Dauer sein oder aufgrund von Verletzungen oder Krankheiten schnell zu einem lebenslangen Kampf werden.

Glücklicherweise gibt es natürliche Wege, Rückenschmerzen zu lindern, ohne auf Medikamente zurückzugreifen zu müssen.

Zunächst einmal können Rückenschmerzen in vielen Formen auftreten. Bei einigen handelt es sich um anhaltende Schmerzen im unteren Rückenbereich und regelmäßig auftretende Spasmen, während einige Menschen unter Ischiasnervenschmerzen leiden, die die Beine hinunter und in die Arme wandern.

Solche chronischen Erkrankungen können Ihr ganzes Leben beeinflussen und auf den Kopf stellen. .

Und Rückenschmerzen ist keine Seltenheit.

Acht von zehn Menschen leiden im Laufe ihres Lebens an irgendeiner Art von Rückenschmerzen.

Tatsächlich sind über zwei Millionen Besuche in der Notaufnahme jedes Jahr auf Schmerzen im unteren

Rücken zurückzuführen. Auch sind sie weltweit die Hauptursache für Behinderungen. Leider ist die Behandlung von Rückenschmerzen immer noch nicht so effizient, wie sie sein sollte.

Bei vielen Menschen, die von Rückenschmerzen betroffen sind, werden zunächst unzählige Tests durchgeführt, sie werden angewiesen, ihre Aktivitäten runterzudrosseln und bekommen Schmerzmedikamente verschrieben und das allestrotz Untersuchungen, welche die Wirksamkeit der Fortführung alltäglicher Aktivitäten belegen.

Schmerzmittel können zwar kurzfristig die Schmerzen lindern, sie können aber auch vielfältige Gesundheitsprobleme verursachen und sogar süchtig machen. Ein inaktiverer Lebensstil und wenig Bewegung führen dazu, dass die Muskeln versteifen, was den Körper anfällig für Verletzungen macht.

Glücklicherweise gibt es eine Vielzahl alternativer Behandlungen für Rückenschmerzen, und die meisten davon sind leicht zugänglich und günstig oder sogar kostenlos.

Diese Behandlungen erfordern keine ärztliche Verschreibung, obwohl es am besten ist, alle neuen Nahrungsergänzungsmittel und Übungsroutinen mit Ihrem Arzt zu besprechen, bevor Sie beginnen.

In diesem Buch besprechen wir zehn Tipps und Strategien, die Sie befolgen können, um

Rückenschmerzen durch einen natürlichen und ganzheitlichen Ansatz zu lindern.

Was sind Rückenschmerzen und wie verbreitet sind sie?

Rückenschmerzen können aus einer Reihe von Gründen auftreten, die entweder struktureller, muskuloskelettaler oder nervaler Natur sind, oder Zeichen einer Erkrankung darstellen. Die meisten Rückenschmerzen sind strukturell oder muskuloskelettal bedingt, und die Nerven können durch Veränderungen in der Struktur der Wirbelsäule betroffen sein.

Die Wirbelsäule ist ein komplexes System von ineinandergreifenden Knochen und Gelenken, die als Wirbel bezeichnet werden. Die Wirbelsäule erstreckt sich von der Schädelbasis bis hinunter zum Steißbein in unserem Becken. Die vielen Wirbel, aus denen sich die Wirbelsäule zusammensetzt, werden nach Abschnitten bezeichnet, in denen sie sich befinden, und jeder Wirbel wird mit einer Nummer versehen, damit alle Ärzte wissen, worauf sie sich beziehen, wenn es Probleme mit dem Rücken gibt, die behandelt werden müssen.

Ausgehend vom Hals sind die 4 Abschnitte die folgenden:

- Halswirbelseule
- Brustwirbelseule
- Lendenwirbelsäule
- Kreuzbein

Der Halswirbelabschnitt hat 7 Wirbel, der Brustwirbel 12, der Lendenwirbel 5 und das Kreuzbein 5 Knochen, die alle miteinander verschmolzen sind. Das Steißbein besteht eigentlich aus 4 kleinen verschmolzenen Knochen.

Die meisten Menschen haben Schmerzen im unteren Rückenbereich. Bis zu 80% der Bevölkerung haben sie mindestens einmal in ihrem Leben.

Sie treten in der Regel bei älteren Menschen auf und können mit dem Alter zunehmen, aber natürlich kann jeder Rückenschmerzen aufgrund von Verletzungen bekommen. Die Prävalenz variiert je nach Geschlecht. Frauen haben häufiger Schmerzen im unteren Rückenbereich, einen Bandscheibenvorfall oder und Ischiasbeschwerden, d.h. Schmerzen in den Ischiasnerven, die vom Rücken zum Unterschenkel verlaufen.

Die Prävalenz variiert auch je nach Rasse. Bei schwarzen Frauen ist die Wahrscheinlichkeit, dass ein Teil der unteren Wirbelsäule verrutscht, zwei- bis dreimal so hoch wie bei weißen Frauen.

Was sind die Hauptursachen für Rückenschmerzen? Schauen wir uns dieses Thema im nächsten Kapitel an.

Was sind die Hauptursachen für Rückenschmerzen?

Verletzungen sind die häufigste Ursache von Rückenschmerzen. Sie hängen oft damit zusammen, dass man Dinge so aufhebt, dass die Wirbelsäule, ihre Nerven oder die Muskeln um sie herum geschädigt werden. Beispielsweise versuchen viele Menschen, einen schweren Gegenstand zu heben, indem sie sich mit geraden Armen über ihn beugen und versuchen, ihn in Richtung Brust zu ziehen. Dadurch werden die Muskeln, vor allem im unteren Rückenbereich, angespannt. Zu lernen, wie man einen schweren Gegenstand richtig anhebt, wie wir später in diesem Leitfaden besprechen werden, kann helfen, Rückenverletzungen und einen schmerzenden Rücken zu vermeiden.

Jeder kann Rückenschmerzen haben, aber es gibt einige Dinge, die Ihr Risiko erhöhen können:

Schlechte körperliche Fitness
Rückenschmerzen treten häufiger bei Menschen auf, die nicht fit sind. Durch Stärkung der Bauch- und Rückenmuskulatur wird auch den Rücken gestärkt.

Übergewicht
Einige Pfunde mehr, besonders um den Bauch herum, kann den Rücken belasten und Schmerzen verursachen. Es ist auch meist ein Zeichen für schlaffe Bauch- und

Rückenmuskulatur, und schlaffe Muskeln sind schwach und anfälliger für Verletzungen.

Vererbung

Einige Ursachen der Rückenschmerzen können genetische Ursachen haben und werden vererbt.

Verschiedene Gesundheitsfragen

Einige Arten von Arthritis und Krebs können Rückenschmerzen verursachen. Osteoporose, eine Ausdünnung der Knochen, kann auch zu Haarrissbrüchen, Knochenspornen und anderen strukturellen Veränderungen führen, die Rückenschmerzen verursachen können.

Tabakrauchen

Bei Rauchern heilen Knochenverletzungen etwa doppelt so langsam wie bei Nichtrauchern. Einer der Gründe dafür könnte sein, dass nicht genügend Nährstoffe im Körper zirkulieren, um die Knochen zu heilen und eine gute Rückengesundheit zu unterstützen. Mit zunehmendem Alter können ihre Knochen so spröde werden, dass auch der Raucherhusten die Rückenschmerzen und sogar Verletzungen auslösen kann.

Ihre Arbeit

Wenn Sie bei Ihrer Arbeit häufig heben, schieben oder ziehen müssen, sind Sie einem höheren

Verletzungsrisiko ausgesetzt. Viele Unternehmen bieten ihren Mitarbeitern Rückenbandagen zur Stützung der Wirbelsäule an, aber sie müssen richtig getragen werden, um wirksam zu sein.

Wenn Sie den ganzen Tag am Schreibtisch verbringen und nicht aufrecht sitzen, können Sie auch Rückenschmerzen bekommen. Am häufigsten werden diese im unteren Teil des Rückens auftreten, da dies beim Sitzen so viel Druck und Gewicht erfordert, aber sie können auch im Nacken, in den Schultern und in der Mitte des Rückens auftreten.

Schmerzen im unteren Rückenbereich sind eine der häufigsten Ursachen für Schmerzen, schlechte Lebensqualität und Produktivitätsverlust am Arbeitsplatz. Chronische Rückenschmerzen können sich auf Bereich Ihres Lebens auswirken, unter anderem auchdie Arbeit, den Schlaf, das Sexualleben, die Betreuung Ihrer Kinder und vieles mehr.

Glücklicherweise gibt es eine Reihe von Möglichkeiten, Rückenproblemen vorzubeugen und sie zu behandeln, falls sie doch auftreten. Dazu gehören Naturheilmittel, Medikamente und in extremen Fällen auch Operationen. Die Behandlungen hängen von der Ursache der Schmerzen ab.

Manchmal ist die Ursache sehr offensichtlich, wie zum Beispiel eine Verletzung. In anderen Fällen sind die Schmerzen real, erfordern aber möglicherweise ein Ausschlussverfahren, um festzustellen, woher sie kommen und warum.

Wie man schwere Gegenstände richtig hebt

Das richtige Heben schwerer Gegenstände ist der beste Weg, um eine Verletzung der Rückenmuskulatur und/oder strukturelle Schäden zu vermeiden.

1- Stehen
Stellen Sie sich in der Nähe des Objekts mit den Füßen schulterweit entfernt auf, wobei Ihr dominanter Fuß (z.B. der rechte) leicht vor dem anderen steht.

2- Kniebeuge
Neben dem Objekt in die Hocke gehen, nur die Hüften und Knie beugen und die Wirbelsäule gerade halten. Ein Knie kann den Boden berühren und das andere sollte in einem Winkel von neunzig Grad bleiben.

3- Gerade bleiben
Der Rücken sollte gerade sein, Brust nach außen, Schultern zurück, nicht gebückt. Der Kopf sollte nach oben gerichtet sein und geradeaus schauen.

4- Strecken Sie Ihre Beine
Richten Sie Ihre Hüften und Knie so auf, dass Sie das Gewicht über ihre Muskeln und Bewegungen vom Boden abstoßen, nicht über die Muskeln Ihres Rückens.

5- Nicht drehen beim Heben

Wenn Sie sich vom Boden erhebenindem Sie die Beine ausstrecken, halten Sie den Rücken gerade. Drehen Sie sich nicht von einer Seite zur anderen, da dies die Muskeln im unteren Rücken verletzen oder einen Nerv komprimieren kann.

6- Halten Sie es fest und sicher

Halten Sie die Last so nah wie möglich an Ihrem Körper. Beugen Sie sich nicht darüber. Heben Sie sie an, bis sie sich etwa auf Höhe Ihrer Taille und Ihrer Hüften befindet. Versuchen Sie NIEMALS, sie höher als die Schultern anzuheben.

7- Kleine Schritte unternehmen

Machen Sie mit Ihrer Ladung kleine Schritte vorwärts. Versuchen Sie nicht, normal zu gehen, denn das kann die Hüften und den Rücken anstoßen und vielleicht sogar dazu führen, dass Sie den Halt verlieren und den Gegenstand fallen lassen.

8- Vorsichtig die Richtungen wechseln

Führen Sie beim Richtungswechsel mit den Hüften, wenn Sie mit einer schweren Last gehen, nicht mit den Füßen oder Knien.

9- Ausgerichtet bleiben

Halten Sie Ihre Schultern in einer Linie mit Ihren Hüften, wenn Sie sich bewegen.

10- Problemloses Absetzen

Wenn Sie Ihre Last auf einem Tisch oder Regal
absetzen müssen, strecken Sie Ihre Arme nicht aus.
Gehen Sie so nah wie möglich an den Abstellortund
schieben Sie die Last darauf. Wenn Sie die Last wieder
auf dem Boden absetzen wollen, kehren Sie den
Hebevorgang um. Hocken Sie nur mit den Knien und
Hüften, halten Sie den Rücken gerade und nicht
verdreht, bis der Gegenstand wieder sicher auf dem
Boden liegt.

Üben Sie diese Abfolge von Zügen mit einer kleinen,
leichten Kiste, bis sie sich bequem und natürlich
anfühlt, so dass die Wahrscheinlichkeitminimieren,
dass Sie, wenn es darauf ankommt,schwere Kisten
falsch aufheben nur weil Sie nicht daran denken.

Jeder, der schon einmal Rückenschmerzen erlebt hat,
wird wissen, wie unangenehm das sein kann und in
welchem Ausmaß sie Ihre Lebensqualität ruinieren und
Sie daran hindern können, Ihren wichtigsten täglichen
Aktivitäten nachzugehen. Schätzungen zufolge
belaufen sich die Kosten in Verbindung
mitRückenschmerzen in den USA auf 240 Milliarden
Dollar pro Jahr, zuzüglich des Produktivitätsverlustes
am Arbeitsplatz und zu Hause.

Akute und chronische Rückenschmerzen können alle
Aspekte Ihres Lebens negativ beeinflussen, von den
Beziehungen zu Ihren Kindern und Ihrem Partner über

Ihre Ausgabenbis hin zu Ihren Berufs- und
Karriereaussichten. Rückenschmerzen können Ihr
Schlafverhalten, Ihre Stimmung und Ihre Lebensfreude
beeinträchtigen. Glücklicherweise kann vieles davon
verhindert werden, wenn Sie Ihren Rücken
unterstützen, damit er Sie unterstützen kann.

Rückenschmerzen sind für viele Realität, aber sie
müssen Ihr Leben nicht ruinieren. Praktizieren Sie eine
gute Selbstpflege, setzen Sie im Laufe der Zeit
natürliche Heilmittel ein und arbeiten Sie mit Ihrem
Arzt zusammen, um eine Reihe wirksamer Lösungen zu
finden, die dazu beitragen, Ihren Rücken zu heilen und
ihn für eine bessere Gesundheit des Rückens zu
stärken.

Auf Ihre beste Unterstützung!

Natürliche Behandlungen zur Linderung von Rückenschmerzen

Es gibt eine Reihe von natürlichen Heilmitteln gegen Rückenschmerzen. Die gute Nachricht ist, dass viele von ihnen kostenlos oder preiswert sind. Ihre Wirksamkeit hängt vom Ort und von der Ursache der Schmerzen ab, aber sie sollten im Allgemeinen für den oberen, mittleren und unteren Rücken wirksam sein.

Selbstfürsorge:

- Ruhen Sie sich aus, wenn Ihr Rücken schmerzt (aber ruhen Sie nicht die ganze Zeit aus, sonst werden Sie steif und könnten mehr Schaden anrichten)
- Nicht zu langesitzen, weil dasviel Druck auf die Wirbelsäule ausübt
- Sanftes, leichtes Dehnen
- Sanftes Training der Rumpfmuskulatur - trainieren Sie Ihre Bauchmuskeln
- Yoga zum Dehnen, Erhöhen der Flexibilität und Verbessern der Kernmuskulatur- versuchen Sie die Plankenhaltung
- Kältetherapie - Eisbeutel oder ein Wärmepflasterkönnen helfen
- Wärmetherapie - ein warmes Bad oder eine Dusche, ein Heizkissen oder eine Wärmeflasche
- Hydrotherapie - ein warmes Bad, Dusche, Whirlpool oder Schwimmen in einem warmen Schwimmbad
- AusreichendSchlaf bekommen - Ziel ist es, jede Nacht 8 Stunden hochwertigen Schlaf zu bekommen

- Schlafen Sie auf einem Bett, das Ihrem Rücken genügend Halt gibt - die Matratze sollte nicht zu weich sein. Orthopädische Matratzen suchen
- Die Verwendung der richtigen Kissen - das hilft Nackenschmerzen zu vermeiden
- Medizinische Kissen - einige stützen den Nacken. Ein Keilkissen stützt beim Stitzen Ihre Wirbelsäule und die Hüften. Sie können auch ein speziell geformtes Keilkissen zwischen Ihre Oberschenkel legen, um Ischiasschmerzen zu lindern, wenn Sie nachts schlafen.
- Stellen Sie sicher, dass Sie in guten Schuhen richtig gehen, vermeiden Sie hohe Absätze und achten Sie auf Ihre Füße. Hühneraugen, Schwielen und so weiter können zu wunden Füßen und zu Verformungen beim Gehenführen.
- Ein unterstützenderSchreibtischstuhl - wenn Sie wie die meisten Menschen jeden Tag Stunden am Schreibtisch verbringen, kann esIhren Rücken belasten, wenn Sie nicht vorsichtig sind.
- Regelmäßiges Training, Auswahl von Workouts mit geringer Belastung wie Gehen, Schwimmen, Radfahren, Yoga, Tai Chi, leichte Gewichte und Widerstandsbänder
- Schweres Heben von Gegenständen, einschließlich Kinder und Haustiere, auf die richtige Art und Weise. (Mehr dazu in Kürze)

Es gibt viele alternative Heilmethoden, die sich bei derSchmerzlinderung als wirksam erwiesen haben. Hier sind einige Vorschläge:

Meditation

Meditation ermöglicht es Ihnen, Ihren Geist zu fokussieren, um Schmerzen und Stress abzubauen

Geführte Entspannung

Sie werden lernen, Ihre Muskeln anzuspannen und dann zu entspannen, damit sie weniger angespannt sind. Verspannungen und Steifheit sind die Hauptursachen für Rückenschmerzen.

Traditionelle Chinesische Medizin (TCM)

Die TCM bei Rückenschmerzen umfasst Akupunktur - und Akupressur. Beide stimulieren 'Meridiane' oder Energiezentren im Körper, um Gesundheit und Heilung zu fördern. Bei der Akupunktur werden kleine dünne Nadeln verwendet. Bei der Akupressur werden die Finger benutzt.

Massage

Therapeutische Massagetherapie, entweder von Ihrem Partneroder von einem professionellen Massagetherapeuten, kann Schmerzen und Stress lindern und Muskelverspannungen lösen

Aromatherapie

Die Aromatherapie verwendet Pflanzenextrakte, die als ätherische Öle bekannt sind, für Gesundheit und Heilung. Ätherische Öle können inhaliert, dem Badewasser zugesetzt oder als Teil einer therapeutischen Massage verwendet werden. Die Wahl von Ölen, die Ruhe und Entspannung fördern, wie z.B. Lavendel, Rose und Kiefer, kann Rückenschmerzen lindern.

Physikalische Therapie

Eine Sportklinik oder ein Physiotherapeut kann Ihnen eine sanfte Manipulation und ein Übungsprogramm anbieten, die dazu beitragen können, Ihre Rückenschmerzen zu lindern und zukünftige Verletzungen zu verhindern.

Traktion/Dekompression der Wirbelsäule

Es gibt eine Reihe von Möglichkeiten, die Wirbelsäule zu dehnen, um den Druck von den komprimierten Bandscheiben und Nerven zu nehmen

Wirbelsäulenschule

Erfahren Sie mehr über Ihre Körperhaltung und Körperdynamik.

Spezialist für Schmerzbehandlung

Eine Schmerzbehandlung kann eine Reihe von Lösungen bieten, von Naturheilmitteln bis hin zu Medikamenten, um Ihrem Rücken zu helfen, sich besser zu fühlen.

Wenn Sie alle diese Selbstpflege- und Alternativmedizinmethoden ausprobieren und immer noch Rückenschmerzen haben, wird es Zeit, sich mit den verfügbaren Medikamenten zur Linderung von Schmerzen im unteren Rückenbereich zu befassen.

Tipp Nr. 1: Entzündungshemmende Getränke

Entzündungen sind eine natürliche Reaktion des Körpers. Wenn Ihr Körper einen Schaden, eine Infektion, eine Verletzung oder ein Gift spürt, versucht er, sich selbst zu heilen. In diesen Fällen löst die Zellzerstörung dann Ihr Immunsystem aus.

Das Immunsystem setzt Antikörper und Proteine frei und erhöht gleichzeitig den Blutfluss in das betroffene Gebiet.

Bei einer akuten Entzündung dauert der Prozess nur wenige Stunden oder Tage. Bei einer chronischen Entzündung gewöhnt sich der Körper jedoch so sehr an die Reaktion, dass er in einem ständigen Wachzustand bleibt. Die Forschung hat gezeigt, dass dieser Zustand bei vielen verschiedenen Erkrankungen, von Asthma bis hin zu Krebs, eine Rolle spielen kann.

Um die Entzündung in Ihrem Rücken zu reduzieren, kann eine entzündungshemmende Ernährung helfen, die Reaktion und die Schmerzen zu verringern.

Über entzündungshemmende Lebensmittel werden wir später im Bericht sprechen, aber auch ähnliche Getränke spielen eine wichtige Rolle und leicht jeden Tag konsumiert werden.

Im Folgenden finden Sie einige entzündungshemmende Getränke, die Sie trinken können, um Schmerzen und Entzündungen zu bekämpfen.

<u>Kurkuma-Milch</u>

Die positiven Auswirkungen von Kurkuma werden weltweit genutzt, und dafür gibt es einen Grund. Das asiatische Gewürz enthält eine Fülle von Antioxidantien, die dazu beitragen, Entzündungen zu reduzieren und arthritische Schmerzen zu lindern.

Kurkuma ist in fast jedem Lebensmittelgeschäft in der Gewürzabteilung erhältlich. Zur Zubereitung der Milch gießen Sie einfach ½ Teelöffel Kurkuma in ein Glas warme Milch. Süßen Sie sie nach Geschmack oder trinken Sie sie so, wie sie ist. Wenn Milch die Entzündung bei Ihnen verstärkt, versuchen Sie stattdessen, das Gewürz in warme Mandelmilch zu geben.

Am besten trinken Sie es abends vor dem Schlafengehen, damit die Antioxidantien in Ihrem Körper arbeiten können, während er ruht.

Kirschsaft

Ein sehr zugängliches und antioxidantienreiches Getränk ist Kirschsaft. Wenn Sie im Lebensmittelgeschäft nach dem Saft suchen, stellen Sie sicher, dass er wenig oder keinen zugesetzten Zucker enthält, und dass er herben Kirschsaft-Extrakt enthält. Der Extrakt enthält eine Fülle von entzündungshemmenden Inhaltsstoffen.

Grüner Ingwertee

Sowohl grüner Tee als auch Ingwer sind dafür bekannt, Entzündungen im Körper nach längerem Konsum zu verringern.

Sie können sowohl grünen Tee als auch Ingwertee separat, aber auch kombiniert kaufen. Versuchen Sie, eine Tasse Tee zu Ihrertäglichen Gewohnheit zu machen, um Ihr Unbehagen zu lindern.

Entzündungshemmende Getränke sollten frei von Chemikalien und zugesetztem Zucker sein.

Versuchen Sie immer, pureZutaten zu essen und zu trinken, um schädliche Chemikalien vom Körper fernzuhalten. Diese Chemikalien können negativeAuswirkungen auf Entzündungen und psychische Gesundheit haben.

Tipp Nr. 2: Der Schlaf, und wie man ihn bekommt

Schlafen und Ausruhen kann in unserem geschäftigen Alltag schwer zu finden sein, und akute oder chronische Schmerzen erschweren das Leben zusätzlich. Das Liegen mit einem schmerzenden Rücken oder Nacken kann sich oft unerträglich anfühlen.

Wie oft waren Sie schon bettfertig, haben sich hingelegt, und der Schmerz hatte Sie geweckt auf und davon abgehalten, sich während dieser lebenswichtigen Schlafstunden zu entspannen und den Körper zu heilen.

Das richtige Maß an Tiefschlaf und Ruhe ist unglaublich wichtig, nicht nur für den Rücken, sondern für den gesamten Körper.

Während Ihr Geist ruht, geht Ihr Körper an die Arbeit, heilt und repariert die Schäden, die Sie während des Tages angerichtet haben. Wenn Sie nicht die Ruhe

bekommen, die Ihr Körper braucht, nehmen
Entzündungen und Schmerzen zu.

Ihrem Körper zu helfen, sich schnell zu entspannen und
in einen tiefen und erholsamen Schlaf zu sinken, kann
ohne die Hilfe von Schlafmitteln schwierig sein, aber
die Nebenwirkungen können schädlich sein.

**Hier finden Sie mehrere rein natürliche
Nahrungsergänzungsmittel, die Sie einzeln
ausprobieren können, um den entscheidenden
Tiefschlafzustand zu erreichen.**

Melatonin: Melatonin ist eine Chemikalie, die
natürlicherweise in der Zirbeldrüse im Zentrum Ihres
Gehirns produziert wird.

Melatonin ist dafür verantwortlich, Ihrem Körper dabei
zu helfen, zu regulieren, wann er einschlafen und wann
er aufwachen soll.

Melatonin wird eingenommen, wenn das natürliche Schlafmuster gestört ist, einschließlich Störungen, die mit der Schmerzbehandlung verbunden sind. Melatonin arbeitet mit dem natürlichen Rhythmus Ihres Körpers, hat aber gelegentlich negative Nebenwirkungen wie Tagesschläfrigkeit, Kopfschmerzen und kurzfristige Depressionen.

Baldrian: Baldrian ist ein Kraut, das in Asien und Nordamerika wächst. Die Öle aus dem Kraut werden eingekapselt und oral eingenommen.

Baldrian ist dafür bekannt, dass er den Geist beruhigt und das Gehirn ruhig stellt. Die Sedierung ermöglicht es dem Körper, sich zu entspannen und somit kann dieEntzündung zurückzugehen. Baldrian kann sich auch positiv auf Ängste und Depressionen auswirken.

L-Theanin: L-Theanin ist eine Aminosäure, die am häufigsten in grünen und schwarzen Teeblättern vorkommt.

Die Wirkung von L-Theanin ist vielfach, unter anderem verhilft es dem Geist und dem Körper zu entspannen, wenn es in Dosen von 200-400 mg eingenommen wird, was zu einem tieferen und erholsameren Schlaf führt.

Diese Aminosäure ist in kleinen Dosen im Tee vorhanden und hochdosiert in Form vonKapseln und Tabletten zu finden.

Erkundigen Sie sich wie immer bei Ihrem Arzt, bevor Sie mit irgendeiner Art von Nahrungsergänzung beginnen. Einige Nahrungsergänzungsmittel, obwohl sie rein natürlich sind, können auf bestimmte Arten von Medikamenten reagieren.

Tipp Nr. 3: Statische Körperhaltung

Die statische Körperhaltung bedeutet einfach, eine bestimmte Bewegung, Stellung oder Körperhaltung über einen längeren Zeitraum zu halten. Die Muskeln in Ihrem Rücken und Nacken übernehmen oft den Überdruck, wenn die Gelenke in Ihren Beinen und Hüften übermüdet oder belastet sind.

Die Beibehaltung einer Haltung, Rotation oder Rotationshaltung übt Druck auf diese Gelenke aus.

Bewegung ist der Schlüssel. Egal ob sie nun klein oder anstrengend ist, diese Verschiebung der Druckpunkte kann dazu beitragen, dass der Rücken und der Nacken die Überlastung anderer Gelenke nicht aufnehmen.

Es ist wichtig, auf Ihre Hüften und Gelenke zu achten und auf diese Belastungspunkte, damit Sie wissen, wann Sie sich bewegen müssen. Machen Sie es sich zur Gewohnheit, regelmäßig zu wechseln und Ihre Position zu ändern.

Körperhaltung: Wenn Sie schon einmal längere Zeit an einer Stelle gestanden und dann die Schultern nach hinten gerollt haben, dann haben Sie dieses Nachlassen der Spannung in Ihrem Rücken gespürt.

Die Körperhaltung wirkt sich auf so viele Aspekte Ihres Körpers aus, insbesondere auf den Nacken und die Wirbelsäule. Bemühen Sie sich gemeinsam darum, Ihre Schultern wahrzunehmen und sie nach hinten auszurichten, um eine aufrechte, gerade Haltung zu behalten.

Änderungen der Bewegungsabläufe: Viele Menschen haben Arbeitsplätze, bei denen sie entweder mehrere Stunden lang dieselbe Bewegung machen, oder aber sitzen und dasselbe tun. Wenn Sie die Möglichkeit haben, versuchen Sie, Ihre Aktivitäten oder Körperhaltungen mehrmals am Tag zu wechseln, wenn nicht sogar öfter.

Der Wechsel vom Stehen zum Sitzen, vom Drehen zum Beugen und sogar die Höhe, in der Sie Ihr Kinn halten, kann dazu beitragen, die Belastung der Gelenke sowie die Verspannung und den Druck auf Rücken und Nacken zu verringern.

<u>Zu langes Sitzen:</u> Wenn man längere Zeit im sitzt, werden die Bandscheiben im Rücken zusammengedrückt. Die Kompression belastet die Muskeln vom unteren Rücken bis zum Nackenansatz. Sie kann auch Ihre Körperhaltung beeinträchtigen.

Versuchen Sie, stündlich eine zweiminütige Pause einzulegen und einfach um das Haus oder imBüro herumzulaufen.

Tipp Nr. 4: Yoga

Yoga ist eine der besten Möglichkeiten, den Körper zu dehnen und zu stärken. Die Auswirkungen einer richtig ausgeführten Yogaroutine können bei allem helfen, von der Verdauung und Gewichtsabnahme bis hin zu psychischer Gesundheit und Schmerzen.

Aber wussten Sie, dass Yoga nicht nureine ausgezeichnete Möglichkeit ist, den Rücken zu dehnen, sondernauch die Muskeln im Rücken stärkt?

Genauer gesagt, können die richtigen Yoga-Haltungen sowohl die paraspinalen Muskeln, die helfen, die Wirbelsäule zu beugen, als auchdie Multifidus-Muskeln, die die Wirbel stabilisieren, und auch die transversale Bauchmuskulatur in Ihrem Bauch stärken.

Diese Muskeln helfen, die schwächeren Bereiche Ihres Rückens zu stützen und die Belastung der Wirbelsäule zu verringern.

Der Schlüssel zur Stärkung und Dehnung dieser Muskeln liegt in der richtigen Form während der Übungen. Die richtige Form ist besonders wichtig, wenn es um Übungen geht, die sich auf Ihren Rücken konzentrieren.

Wenn Sie also neu im Yoga oder Ihnen dieÜbung neu ist, stellen Sie sicher, dass Sie von einem professionell ausgebildeten Yogalehrer lernen. Sie werden Ihnen nicht nur helfen können, die Bewegung zu perfektionieren, um ein optimales Ergebnis zu erzielen, sondern sie werden Ihnen auch zur Seite stehen, sollte eine Verletzung auftreten.

Tipp Nr. 5: Meditation

Meditation ist nicht nur etwas für Yogis. Die Meditationspraxis kann überall und jederzeit zur Entspannung des Körpers eingesetzt werden.

Meditieren hat die Fähigkeit, Ängste und Stress abzubauen, den Körper zu entspannen und Endorphine freizusetzen, jene bemerkenswerten Chemikalien, die uns glücklich und fröhlich machen.

Achtsamkeit ist eine der entscheidenden Komponenten der Meditation und kann einfach mehrmals am Tag praktiziert werden. Achtsamkeit ist die Praxis, sich auf Sie, Ihren Körper und den aktuellen Moment zu konzentrieren.

Wenn Sie mit dem, was Ihr Körper fühlt, im Einklang sind, werden Sie, die Art und Weise, wie Ihr Geist Schmerzen wahrnimmt, antrainieren können. Diese Wahrnehmungsverschiebung kann Ihre Toleranz erhöhen und die Stressauswirkungen von Schmerzen auf Ihren Körper verringern.

Achtsamkeitsmeditation ist nicht etwas, das stundenlang geübt werden muss. Achtsamkeitstechniken können fünf bis zehn Minuten lang geübt werden, so gut wie überall.

Verbringen Sie jeden Morgen zehn Minuten in der Stille Ihres Zimmers, hören Sie Musik im Bus und machen Sie eine kurze Pause von der Arbeit.

Wenn Ihnen der Akt der Meditation nicht gefällt, verbringen Sie einfach einige Minuten am Tag damit, sich auf tiefe, erfüllende Atemzüge zu konzentrieren.

Machen Sie in dieser Zeit Ihren Geist frei und lassen Sie Ihre Lungen sich ausdehnen und dann die Luft aus Ihnen hinausströmen. Mit dieser einen einfachen Handlung werden Sie mit Ihrem Körper in Einklang gebracht.

Tipp Nr. 6: Unterstützung durch Wasser

Die Wassertherapie ist eine der besten Formen der Bewegung und therapeutischen Unterstützung für Menschen mit Rückenproblemen.

Der Auftrieb des Wassers ermöglicht ausgedehnte Bewegungen mit erhöhter Unterstützung für Muskeln und Gelenke und weniger Belastung für den Rest des Körpers.

Diese Übungsform ist hervorragend für diejenigen geeignet, die aufgrund ihrer Beschränkungen, Schwierigkeiten haben, eine Therapie an Land durchzuführen, sie eignet sich jedoch für jede andere Art von Rückenschmerzen.

Jenseits des sanften Widerstandes führen Schmerzen, wegen der mentalen Erwartungshaltung, dass Schmerzen eingtreten könnten, zur Versteifung des Körpers. Diese Erwartung hält Sie davon ab, die

Dehnungen und die Therapie vollständig durchzuführen.

Die Wassertherapie ermöglicht es, diese Schmerzen auszuhalten und die vollere Bewegung hilft, das Beste aus der Behandlung herauszuholen. Die Entlastung verringert auch den Druck auf die Gelenke und kann zu einer anhaltenden Schmerzlinderung führen.

Aber Wasser muss nicht nur für Bewegung und Therapie verwendet werden.

Es kann auch als primäre Entspannungsquelle für den Rücken genutzt werden.
Die Benutzungvon warmen Aufweichbecken hat eine therapeutische Wirkung auf die Muskeln und Gelenke.

Tipp Nr. 7: Wärme

Die Wärmetherapie wird bei einer Vielzahl von Verletzungen eingesetzt und ist nach wie vor eines der zentralen wirksamen Schmerzmittel für Rücken und Nacken.

Durch die Anwendung von Wärme auf verletzte Bereiche zur Schmerzreduzierung werden mehrere Prozesse in Gang gesetzt. Die Wärme weitet die Blutgefässe in den Muskeln, die Ihre Lendenwirbelsäule umgeben.

Die Dilatation ermöglicht einen bedeutenderen Fluss von Nährstoffen und Sauerstoff, die wiederum eventuell vorhandenes beschädigtes Gewebe heilen.

Wärme stimuliert auch Rezeptoren in der Haut. Die Wirkung auf die Sinnesrezeptoren vermindert die Weiterleitung von Schmerzsignalen an das Gehirn und ermöglicht eine Linderung der Schmerzen.

Die Schmerzlinderung ist nicht dauerhaft, aber sehr hilfreich, wenn die Intensität der Beschwerden hoch ist. Die Erleichterungkann manchmal augenblicklich eintreten.

Ein anderer unmittelbarer Effekt der Wärmetherapie ist, dass die Dehnung der Weichgewebe, die die Wirbelsäule umgeben, erleichtert wird. Dazu gehören auch Muskeln und Verwachsungen.

Die Dehnungen verringern die Steifheit und die Verletzungsgefahr. Letztendlich wird die Flexibilität erhöht, was eine wichtige Rolle bei der Verringerung von Rückenschmerzen spielt.

Wärmetherapien sind meistens sehr kostengünstig in der Durchführung und können fast überall verabreicht werden.

Zu Hause kann ein heißes Bad oder eine heiße Dusche angewendet werden und wenn man unterwegs ist können tragbare Heizkissen aktiviert werden. Oft kann schon das Einschalten der Sitzheizung im Auto gegen die Schmerzen helfen.

Achten Sie stets darauf, dass Sie die Wärmetherapie sicher durchführen und die Temperatur beobachten, um Hautverbrennungen vorzubeugen.

Tipp Nr. 8: Vitamin D3

Genau wie Kalzium, ist Vitamin D für den Körper unentbehrlich. Aber was genau bewirkt Vitamin D?

Vitamin D3 ist ein fettlösliches Vitamin, das den Körper bei der Aufnahme von Kalzium und Phosphor unterstützt. Eine ausreichende Zufuhr von Vitamin D trägt zum Aufbau und Erhalt starker Knochen bei.

Vitamin D wird auf natürliche Weise vom Körper gebildet, wenn Ihre Haut dem Sonnenlicht ausgesetzt ist. Viele verschiedene Dinge können einen Mangel verursachen, darunter unzureichendeSonneneinstrahlung, Sonnencreme, Schutzkleidung und hohes Alter.

Ein neulich veröffentlichter wissenschaftlicher Bericht kam zu dem Ergebnis, dass die Verabreichung von Vitamin D bei bis zu 95% der Patienten, die unter Rückenschmerzen leiden, Linderung verschaffen kann.

Stewart B. Leavitt, der Autor des Berichts, erklärte:
*"Unsere Untersuchung der Forschungsergebnisse, die
22 klinische Untersuchungen an Schmerzpatienten
umfasste, ergab, dass Personen mit chronischen
Rückenschmerzen fast immer einen unzureichenden
Vitamin-D-Spiegel aufwiesen.*
*Wenn eine ausreichende Vitamin-D-Supplementierung
vorgenommen wurde, verschwanden ihre Schmerzen
entweder, oder es wurde ihnen zumindest in
erheblichem Maße geholfen".*

In der Studie wurde festgestellt, dass eine
unzureichende Vitamin-D-Zufuhr zu einer Erweichung
der Knochenoberflächen oder Osteomalazie führen
könnte, was Schmerzen verursacht.

Der untere Rücken ist ein Brennpunkt für diese
Schmerzen. In einer Studie mit 360
Rückenschmerzpatienten wurde bei 95% der Patienten
ein Vitaminmangel festgestellt.

Hinsichtlich der Vitamin D- Dosis, die zur Linderung der Schmerzen eingenommen werden sollte, wird empfohlen, bis zu 2000 IU oder mehr einzunehmen. Die derzeit empfohlene Dosis beträgt nur 600 IU. Erkundigen Sie sich unbedingt bei Ihrem Arzt über Ihre persönliche Behandlungsempfehlung und die Sicherheit der Einnahme des Nahrungsergänzungsmittels.

Tipp Nr. 9: Entzündungshemmende Diäten

Was wir in unseren Körper hineingeben, ist genauso wichtig und oft wichtiger als das, womit wir ihn von außen behandeln. Eine gesunde Ernährung trägt nicht nur dazu bei, ein gesundes Gewicht zu halten, sondern beeinflusst auch den Geist und die Schmerztoleranz.

Adipositas kann Rückenprobleme verursachen oder verschlimmern, indem Druck und Belastung auf Gelenke und Muskeln ausübt werden.

Die Lebensmittel, die gegessen werden, und wie viel davon, können eine Vielzahl von Gesundheitszuständen verhindern und sogar rückgängig machen. Dazu gehören verschiedene Arten von Rückenschmerzen.

Wir haben die Entzündung und ihre Auswirkungen auf Rückenschmerzen bereits früher in diesem Bericht diskutiert. Eine entscheidende Möglichkeit, die

Entzündung zu beseitigen, ist eine entzündungshemmende Ernährung.

Mehrere Studien haben gezeigt, dass die Wirkung dieser Diät bei der Behandlung von Rückenschmerzen ebenso wirksam sein kann, wie nicht-steroidale entzündungshemmende Medikamente, wie Aspirin und Ibuprofen.

Die entzündungshemmende Diät ist nicht schwer umzusetzen und Sie werden überrascht sein, wie viele Lebensmittel Sie wahrscheinlich bereits im Rahmen der Ernährungsrichtlinien essen.

Hier ist eine Liste mit einigen der wichtigsten entzündungshemmenden Lebensmittel, die für die Ernährung vorgeschlagen werden:

- Buntes Obst und Gemüse wie Karotten, Rüben, Heidelbeeren und Orangen
- Fette Fische wie Lachs, Sardinen und Makrelen
- Samen wie Chia, Kürbis und Sonnenblume
- Grünes Blattgemüse wie Spinat, Kohl, Brokkoli und Grünkohl

- Nüsse, wie Mandeln und Walnüsse

- Einfach gesättigte gesunde Fette wie Avocado, Rapsöl und Olivenöl

Aber es geht nicht nur darum, was man in seinen Körper hineinsteckt, sondern auch darum, was man vermeidet. Halten Sie sich fern von entzündungsfördernden Nahrungsmitteln wie Fastfood, verarbeiteten Lebensmitteln, hoch gesättigten Fettsäuren und raffinierten Kohlenhydraten.

Wenn Sie sich auf eine saubere und vollwertige Ernährung konzentrieren, wird Ihr Körper es Ihnen danken.

Tipp Nr. 10: Kalzium

Jeder weiß, dass unser Körper Kalzium braucht, um starke Knochen aufzubauen, aber was bewirkt Kalzium bei Rückenschmerzen?

Die richtige Dosierung von Kalzium in Verbindung mit Vitamin D ist nicht nur der Schlüssel zu starken Zähnen und Knochen, sondern kann auch die Schmerzen lindern, die durch Zustände verursacht werden, die die Knochenmasse und -festigkeit beeinträchtigen.

Die empfohlene Kalziummenge variiert je nach Alter, aber die durchschnittliche mg-Menge für einen Erwachsenen sollte zwischen 1.000 und 2.000 liegen.

Die meisten Menschen sollten nicht mehr als 2.000 mg pro Tag einnehmen, da zu viel Kalzium Herzprobleme verursachen und das Risiko von Knochenbrüchen erhöhen kann.

Kalzium kann oral durch Nahrungsergänzungsmittel eingenommen werden, kann aber auch in alltäglichen Lebensmitteln enthalten sein. Einige der besten kalziumreichen Lebensmittel sind:

- Lachs und Sardinen in Dosen

- Milchprodukte, z.B. nicht verarbeitete Käsesorten, Milch und Naturjoghurt

- Grünes Blattgemüse wie Brokkoli und Grünkohl

- Sojabohnen und Tofu

Ihr Arzt kann Ihnen auch ein Kalziumpräparat verschreiben oder Sie an einen Ernährungsberater überweisen.

Der Ernährungsberater wird in der Lage sein, gründlichere Ernährungsempfehlungen abhängig von Ihren Ernährungsgewohnheiten, Ihrem Alters, Ihrem Gewichts und Ihrem Gesundheitszustand zu geben.

Schlussfolgerung

Obwohl Rückenschmerzen unglaublich häufig sind, können sie einen ziemlich beeinträchtigen. Ihr gewohntes Leben kann vorübergehend oder langfristig beeiträchtigt werden, was Ihnen die Freude an den alltäglichen Aktivitäten nimmt.
Die Schmerzen können auch grundliegende tägliche Aktivitäten wie Arbeiten und Sport stören.

Aber zum Glück muss das nicht sein.

Die Entscheidung, die Schmerzen von Rückenverletzungen durch ganzheitliche und ganz natürliche Ansätze zu beheben, wird nicht nur kurzfristig helfen, sondern auch langfristig einen gesünderen und stärkeren Körper schaffen.

Wenn Sie sich gesund ernähren, Sport treiben, undlernen, auf Ihren Körper zu achten und die Wissenschaft hinter den Heilmitteln zu verstehen, können Sie Ihre Schmerzen besser bewältigen, damit Sie wieder das Leben führen können, das Sie verdienen.

Fühlen Sie sich nicht gefangen in einem von Schmerzmitteln bestimmten Leben in dem Sie auf Bewegung verzichten müssen.

Sprechen Sie unbedingt mit Ihrem Arzt, bevor Sie irgendeine Art von Schmerztherapie durchführen und vertrauen Sie Ihrem Körper immer.

Bonuskapitel
Grundsätze der Hygiene

Der folgende Abschnitt umfasst Prinzipien und Naturgesetze, die sich allgemein auf Ihre Gesundheitsangewohnheiten beziehen. Allein diese Prinzipien der Lebenshygiene **könnten** die Antwort auf viele heutige Krankheiten sein. Dieses Kapitel ist in einem etwas seltsamen Tonfall geschrieben, es ist bewusst und beabsichtigt.

Der Zweck dieses Kapitels ist es, Ihnen bewusst zu machen, daß Ihre täglichen Gewohnheiten eine sehr wichtige Rolle für Ihre Gesundheit spielen.

Die richtigen Ärzte auswählen:

Ärzte aussuchen, welche die Naturgesetze respektieren. Wenn es nötig ist, heilen diese Sie mit alternativen Heilmitteln, die in Harmonie mit der Natur sind. Diese Ärzte haben gelernt, die Botschaften, die Ihnen Ihr Körper durch die Schmerzsignale sendet, zu deuten.

Diese Ärzte versuchen nicht Ihre Schmerzen und Krankheiten mit künstlichen Stoffen zu verschleiern, weil diese künstlich hergestellten Stoffe Sie zur Krankheit führen. Sie wissen, daß Krankheit und Schmerz nur Botschaften Ihres Körpers sind, die Ihnen zu Ordnung und Gleichgewicht in Ihrem Leben verhelfen.

Sie heilen Sie, indem sie durch Dialog, durch Erkundung Ihres Körpers und letztendlich durch wissenschaftliche Untersuchungen wie Blutproben oder Röntgenbilder versuchen, die Ursachen Ihres Ungleichgewichts zu finden, um Ihnen helfen zu können.

Um Ihre Schmerzen zu lindern, benutzen sie vor allem Pflanzen oder Hilfsmittel, um Ihre Organe, Sehnen, Nerven, Muskeln und Knochen wieder in Einklang zu bringen und sie verhelfen, die Energie Ihres Körpers wieder in Gleichgewicht zu bringen.

Meiden Sie Ärzte, die versuchen, Ihre Schmerzen und Symptome Ihres Ungleichgewichts zu verschleiern, ohne Sie von den Ursachen Ihrer Krankheiten geheilt zu haben. Um das zu erreichen, zwingen sie Sie, immer mehr künstliche Stoffe und Medikamente, die der Mensch erfunden hat zu benutzen.

Diese vergiften Sie bloss immer mehr, verschlimmern Ihre Krankheiten oder führen andere herbei. Sie führen Sie zwangsläufig zu einem vorzeitigen Tod, manchmal mit großen Schmerzen.

Wenn Ihr Körper gesund ist, sind Keime und Bakterien nicht Ihre Feinde, sondern Ihre Freunde. Sie existieren, um Ihren Körper zu reinigen und Ihre Immunabwehr zu stärken. Sie haben jederzeit anderthalb Kilo Bakterien und Mikroben in Ihrem Körper. Sie befinden sich in Ihrem Blut, in Ihren Lungen und in Ihrem Verdauungstrakt, um Ihre Immunabwehr zu stärken und Ihre Gesundheit zu verbessern.

Ein guter Arzt versucht nicht, die Bakterien und Mikroben in Ihrem Körper durch antibakterielle und antimikrobielle Präparate zu töten, sondern eher den allgemeinen Zustand Ihres Körpers zu verbessern. Somit können diese Mikroben und Bakterien ihre Reinigungs- und Abwehrarbeit erledigen, um Sie vor Krankheiten zu schützen. Schlechte Ärzte tun das Gegenteil.

Es ist, als würden Sie vergeblich versuchen, Stechmücken und Keime aus einem Sumpf zu beseitigen, obwohl diese gerade dazu da sind, um den Sumpf zu reinigen. Wenn ein Sumpf manchmal auch lästig sein kann, reicht es aus, das Grundstück trocken zu legen und die Stechmücken und Keime verschwinden von selbst, wenn es den Sumpf nicht mehr gibt und der Becken gereinigt ist.

Und genauso ist es mit dem menschlichen Körper. Lassen Sie die Mikroben und die Bakterien ihre wichtige Arbeit innerhalb des Körpers erledigen und was Sie angeht, so reinigen Sie Ihren Körper einfach, indem Sie die Grundsätze einer guten Lebensweise respektieren. Beachten Sie jedoch, daß das nicht heißt, Sie sollten jeglichen Ärzten aus dem Wege gehen.

Die Medizin hat sich während der Jahrhunderte sehr entwickelt. Es gibt sehr gute Ärzte und es liegt an Ihnen, diese zu finden. Wenn ein guter Arzt ausnahmsweise Medikamente aus der wissenschaftlichen Forschung benutzen muss, wird er sich auf die Krankenhäuser und Labore stützen, um die Ursachen Ihrer Krankheitsbilder zu finden und sie zu diagnostizieren, damit Ihr Körper saniert werden kann.

Ernährung:

Im Laufe der Jahrtausende hat die Natur ständig die Durchblutung verbessert und das Immunsystem der Menschen verstärkt. Heutzutage sind es nicht die Keime, die Krankheiten mit sich bringen, sondern die schlechten Lebensgewohnheiten.

Das Reinigen Ihres Körper mit guten Lebensgewohnheiten wird es Ihnen ermöglichen, sich auf natürliche Weise vor eventuellen schädlichen Mikroben, Viren oder Bakterien zu schützen.

Um Ihre Speisen würzen sollten Sie künstliche Stoffe meiden und Kräuter und natürliche pflanzliche Gewürze bevorzugen.

Halten Sie die künstlichen Stoffe, die der Mensch angefertigt hat, fern von Ihren Speisen. Diese sollen vermeintlich die Speisen konservieren, ihre Textur verbessern, ihre Farbe verschönern oder ihren Geschmack verbessern. Sie beeinträchtigen die Harmonie und das Gleichgewicht Ihres Körpers.

Halten Sie sich fern von künstlicher industrieller Fertignahrung und bereiten Sie die Speisen, die Sie essen wollen, selber zu. Industriell verarbeitete Lebensmittel enthalten nicht nur künstliche Stoffe, sondern sind auch noch verfälscht und es fehlen ihnen die wichtigsten Nährstoffe und natürlichen Spurenelemente.

Sie haben schon gesehen, daß Sie, um die elliptische Stabilität Ihres Körpers aufrecht zu erhalten, nicht versuchen sollten, sich durch künstlich geschaffene synthetische Medikamente zu heilen, oder Ihre Speisen zu ändern, ausser wenn diese von einem zuständigen Arzt verschrieben wurden. Genauso müssen Sie sich von jeglichen Substanzen enthalten, die das Bewusstsein stören oder ändern könnten.

Somit müssen Sie es unterlassen, synthetische Substanzen wie Heroin einzunehmen, das aus Mohn gewonnen wird oder Cola, das vom Kolabäumen gewonnen wird. Diese synthetisierten oder raffinierten Pflanzen verändern, erregen oder betäuben die natürliche Wahrnehmung Ihrer Sinne.

Ursprünglich stammen alle Medikamente von Pflanzen, die mit Vernunft und ausschließlich in der Heilkunst oder zur Dekoration Ihres Heimes benutzt werden sollten.

Sie müssen verstehen, daß jedes mal, wenn Sie Ihre Haut piercen oder Ihre Organe, zum Beispiel Ihre Zunge oder Zähne, um irgendwelche Metallteile reinzustecken oder verschiedene Metalle mischen, Sie Ihren Körper respektlos behandeln und Ihr Körper ist schon ein Wunder an sich.

Genauso ist es, wenn Sie die Textur Ihrer Haut oder Ihrer Zähne verändern, indem Sie sich irgendwelche Fremdkörper wie Tinte, Quecksilber oder Blei einführen lassen. Wenn Sie Einstiche oder Änderungen der Harmonie vor allem Ihrer Haut und Ihres Körpers im allgemein zulassen, die keine medizinischen Eingriffe sind, behandeln Sie Ihren Körper respektlos.

Falls Sie solche Praktiken schon angewendet haben, können Sie rückhaltlos damit aufhören und Ihre Gesundheit wieder aufbauen.

Sie werden keine Pflanzen rauchen. Tabak, Mohn und Cannabis braucht man, um Prellungen und einige Krankheiten zu heilen.

Keine Pflanze ist dazu da, um geraucht zu werden. Ihr Anblick erfreut uns, wir benutzen sie in unseren Speisen oder, wie schon erwähnt, mit Vernunft in der Heilkunst oder zur Dekoration unseres Heims.

Sie werden Ihren Konsum von Tee und Kaffee auf maximal 3 Tassen pro Tag beschränken. Bei größeren Mengen werden die Bestandteile Teein und Koffein, die diese warmen Getränke enthalten, Ihre Synapsen beschädigen und somit Ihre Lebenserwartung verkürzen. In der Zwischenzeit werden Ihr Gedächtnis, Ihre Fähigkeit zur Analyse und Synthese immer weniger funktionieren.

Ebenso verzichten Sie absolut auf jene kalten industriellen Getränke, die die Menschen seit dem 20. Jahrhundert *Soda* nennen. Die künstlichen Zusätze wie Süßstoffe, die sich in diesen Getränken befinden, verändern genauso die Wirksamkeit Ihrer Synapsen, zerstören Ihre Nervenzellen und führen zu körperlichen Fehlfunktionen. Dadurch entstehen Krankheiten wie jene, die Sie unter dem Namen Alzheimer-Krankheit kennen und diese verkürzen Ihre Lebenserwartung.

Verschiedene Früchte und Ölsaaten, frisch gepflückt, reif und aus regionaler Herstellung sind Grundnahrungsmittel in Ihrer Ernährung. Je nach Ihrem Appetit, nach dem Waschen und Schälen, unter Ausschluss anderer Nahrungsmittel, während des Frühstücks. Sie können sie auch etwa 30 Minuten vor dem Mittag- oder Abendessen und auch zwischen den Mahlzeiten essen.

Ernähren Sie sich von der Farbe und dem Duft des Obstes. Spüren Sie im Obst das Leben, das Ihre Geschmacksknospen und Ihren Verdauungsapparat genießen lässt, während die Nahrung in die Tiefe Ihres Körpers eindringt.

Um diese schöne Harmonie zu genießen, kauen Sie langsam, wenn Sie Obst oder eine Nuss essen, bis die Frucht in Ihrem Mund flüssig wird.

Zögern Sie nicht, wenn Sie das Bedürfnis empfinden, zwischen den Mahlzeiten Schalenfrüchte langsam, genauso wie Obst, zu kauen, zum Beispiel Walnüsse, Haselnüsse oder Cashewnüsse. Diese Trockenfrüchte verändern sich in Ihrem Mund in Pflanzenmilch und bringen Ihrem Körper Spurenelemente, die sehr wichtig für Ihre Gesundheit sind.

Sie werden dabei nach und nach merken, daß Sie immer weniger Lust auf große Mahlzeiten mit gekochten Speisen und langer Vorbereitungszeit haben werden.

Um die Mittagszeit und Abends essen Sie soviel gemischtes Gemüse wie Sie wollen, bevorzugen Sie allerdings Gemüse, das Sie roh essen können. Schälen Sie es und waschen Sie es gut unter fließendem Wasser.

Wenn Sie Gemüse schälen, auch jenes, daß in der Erde wächst, wie zum Beispiel Karotten oder Kartoffeln sowie Knoblauch, Zwiebeln oder Pilze, müssen Sie sich keine Sorgen machen, dabei ein mikroskopisches Wesen töten zu können, wie zum Beispiel Bakterien oder Mikroben, die dazu bestimmt sind, von den

Menschen beschützt zu werden und in Harmonie mit ihm leben, wenn er sein Gemüse schält.

Auch wenn Sie auf ein Höchstmaß an Hygiene achten, vergessen Sie nicht, Sie haben in und auf Ihnen Milliarden von unendlich kleinen Lebewesen sowie Bakterien oder Mikroben, die zum Gleichgewicht Ihrer Haut, all Ihrer Organe und vor allem zu Ihres Verdauungssystems beitragen.

Reis, Weizen und alle Getreidesorten, die sich natürlich selbst reproduzieren können, sind die Goldkörner Ihrer Ernährung.

Sie sind zur menschlichen Ernährung absolut geeignet, falls sie nicht durch genetische Manipulationen steril gemacht worden sind. Die Hülsenfrüchte wie Bohnen, Erbsen und Linsen sind täglich notwendig, zusätzlich zu den anderen Lebensmitteln, für den Aufbau und die Neubildung Ihrer Zellen, vor allem die Ihrer Muskeln und der Harmonie Ihres Blutes.

Sie sollten diese Getreide und Hülsenfrüchte in Maßen jeden Tag verzehren, am besten Mittags und nicht Abends, weil sie Elemente enthalten, die notwendig sind zum Aufbau und zur Neubildung Ihrer Zellen. Sie werden allerdings langsamer verdaut als Obst und Gemüse.

Zwischen den Mahlzeiten verzehren Sie 8 oder 10 Ölsaaten, zum Beispiel Walnüsse, Mandeln oder Haselnüsse, aber tun Sie es, indem Sie langsam kauen, bis Sie die Pflanzenmilch spüren, die dabei herauskommt.

Aber trinken Sie keine industriellen pflanzlichen Milchsorten oder Sojamilch, weil die industriellen pflanzlichen Milcherzeugnisse so gut wie keine natürlichen Vitamine und Spurenelemente enthalten.

Genauso wie beim Obst am Morgen, wenn Sie rohes oder gekochtes Gemüse verzehren, Getreide oder Hülsenfrüchte, ernähren Sie sich von der Farbe und vom Geruch jedes dieser Lebensmittel, die Sie zum Munde führen.

Wenn Sie Nahrung zu sich nehmen, tun Sie es langsam, respektvoll, mit Dankbarkeit und Anerkennung für diese lebendige Nahrung.

Ihr Körper muss 2 - 3 Liter Wasser pro Tag aufnehmen. Dieses Wasser erhalten Sie vor allem aus der täglichen Ernährung, die aus Obst, Hülsenfrüchten, rohem Gemüse und Keimlingen besteht.

Sie werden Ihren Wasserbedarf ergänzen, indem Sie täglich zwischen den Mahlzeiten *(und niemals während der Mahlzeiten)* zusätzlich 1 - 2 Liter Wasser pro Tag trinken.

Aber trinken Sie nicht oder sehr wenig während der Mahlzeiten, um die Nährstoffe Ihrer Mahlzeiten nicht zu ertränken oder zu zerstören. Wenn Sie diese einfachen Regeln des gesunden Menschenverstands befolgen, werden Sie sich einer hervorragenden Gesundheit erfreuen.

Fasten und Ruhe :

Heute gibt es eine sehr große Anzahl von Studien, welche die unglaublichen therapeutischen und reinigenden Vorzüge des Fastens hervorheben:

Gewichtsabnahme, Besserung bei bestimmten chronischen Krankheiten, Verbesserung der kognitiven Fähigkeiten, Reinigung des Verdauungssystems und allgemeine Entschlackung unseres Körpers und so weiter.

Der Autor geht davon aus, daß wir zu viel essen, und daß das Fasten es dem Körper erlaubt, sich auszuruhen und sich zu reinigen. Der Körper wird dann von alten Zellen, Fett, Abfallstoffen und Giftstoffen gereinigt, die ihn überladen.

Fasten hat nichts mit Anorexie zu tun, die eine Krankheit ist. Es ist nicht gefährlich, es ist für jedermann zugänglich (außer in einigen wenigen pathologischen Fällen), denn wir haben Reserven, die problemlos für mehrere Tage ausreichen.

Es gibt mehrere Arten des Fastens:
- Das Wasserfasten
- Trockenes Fasten
- Intermittierendes Fasten

Wir laden Sie ein, sich über all diese Arten des Fastens zu informieren.

Aber hier geht es um mehr als nur um Essen, dies ist eine vollständige Lebensphilosophie. Es geht um das Ausruhen aus allen Blickwinkeln: Medien, Technologie, Musik.

Warum reduzieren Sie nicht die Zeit, die Sie mit Ihrem Telefon verbringen - die Zeit, die Sie damit verbringen, negative Nachrichten zu sehen, zu lange Musik bei hoher Lautstärke zu hören?

All dies überreizt Ihren Körper.

Obwohl das Kapitel, das Sie gerade gelesen haben, gewissermassen in einem Befehlton verfasst ist, soll es Ihnen vor allem neue Ideen aufzeigen und Sie zum Nachdenken auffordern.
Ziel ist es, Ihnen zu zeigen, daß ein gesunder Lebensstil sehr wichtig für Ihre gesamte Gesundheit ist.
Der gesunde Lebensstil ermöglicht es Ihnen, den Genesungsprozess zu begleiten und ebenso neue Krankheiten in der Zukunft vorzubeugen.

Das Schlusswort
Danke !

Glückwunsch, nun sind Sie ans Ende dieses Buches angelangt.
Sie haben verstanden, daß es wichtig ist, sich selber und seinem Körper Gutes zu tun !
Ihre Gesundheit sollte Ihre höchste Priorität Nummer sein !

Weil in der Tat : **Gibt es für den Menschen ein kostbareres Gut als die Gesundheit ?**

Wie immer bitten wir Sie, einen Arzt zu konsultieren, bevor Sie etwas unternehmen. Dieses Buch ist nur eine Zusammenfassung von Ratschlägen die sich bewährt haben, aber vergessen Sie nicht, daß kein Buch die Diagnose eines qualifizierten Arztes ersetzen könnte.

Ihr Geschenk
Kostenloses eBook über alkalische Lebensmittel

Als Dank dafür, daß dieses Buch gelesen haben, schenken wir Ihnen ein digitales Buch im PDF Format, daß Sie zu Hause lesen können !

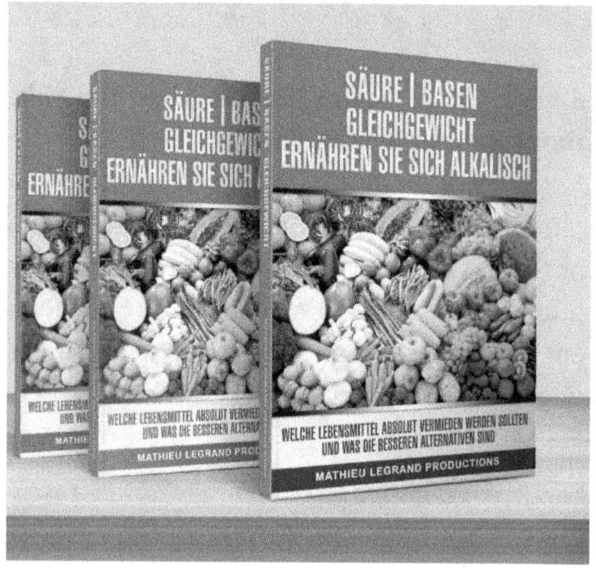

Dieses Buch handelt von dem Säure-Basen-Gleichgewicht Ihres Körpers. Sie werden lernen, wie man dieses Gleichgewicht reguliert. Welche Speisen man meiden sollte und welche Speisen man bevorzugen sollte.

Für eine kostenlose Leseprobe des Buches können Sie
diesen Weblink besuchen:

https://katvio.com/buch

Sie können den folgenden QR-Code auch mit Ihrem Smartphone scannen, der Link wird dann automatisch geöffnet:

Ihre Meinung !

Wenn Sie mit diesem Buch nicht zufrieden sind, können Sie sich an den Autor dieses Buches wenden, um ihm Ihre Kommentare mitzuteilen.
Es ist uns ein wichtiges Anliegen, dieses Buch kontinuierlich zu verbessern. Wenn Sie ein Feedback oder eine Verbesserung einreichen möchten, können Sie sich über diesen Link direkt an den Autor wenden:
https://katvio.com/ruckmeldung

Außerdem – wenn Sie der Meinung sind, dieses Buch könnte anderen Menschen helfen, dann ist der beste Weg, eine positive Bewertung auf der Webseite zu hinterlassen, auf der Sie das Buch gekauft haben.

Wir wünschen Ihnen gesund zu bleiben !

Pauline PATRY

www.ingramcontent.com/pod-product-compliance
Lightning Source LLC
Chambersburg PA
CBHW061520250726

48657CB00005B/1979